Fünfundvierzig Ihrer peinlichsten Sexfragen - beantwortet

Einführung

Wie ist Sex wirklich? Und bist du der Einzige, der es nicht tut? Tut es beim ersten Mal weh? Müssen Sie sich Sorgen machen, wenn Sie nur Oralsex haben? Lesen Sie weiter für echte Antworten und Ratschläge zum Anschluss, zum ersten Mal, wie Sie wissen, dass Sie bereit sind, und mehr.

Zum ersten Mal Sex und Intimität

1 Q. Neulich haben mein Freund und ich uns zusammengeschlossen und er hat seine Finger in meine Vagina gesteckt. Ich war wirklich überrascht und erwartete nicht, dass er es tat, aber ich ließ ihn

trotzdem. Während er es tat, fing es an zu schmerzen, also sagte ich ihm, er solle aufhören. Ist das normal?

A. Was du gefühlt hast, ist völlig normal. Vaginas sind empfindlich und müssen sehr sanft behandelt werden. Was noch wichtiger ist, dein Freund sollte dich nicht so überraschen. Wenn Sie und Ihr Partner physisch intim werden wollen, muss das eine gemeinsame Entscheidung sein - nicht etwas, das sie selbst entscheiden. Wenn das kein Schritt ist, mit dem du dich wohl fühlst, lass es sie wissen. Sag ihnen: "Ich mag dich wirklich, aber ich bin einfach nicht bereit dafür." Es ist nicht deine Verantwortung, die Gedanken deiner Biene zu lesen, und sie sollten immer um Zustimmung bitten, wenn du anfängst, intimer zu werden.

2 Q. Wie schmerzhaft ist Sex beim ersten Mal?

A. Es variiert. Für manche Mädchen gibt es keinerlei Schmerzen; Für andere kann Sex unangenehm sein. Einige Mädchen fühlen sich unwohl, wenn sich das Jungfernhäutchen dehnt oder reißt, was zu kleinen Blutungen führen kann. Manchmal kann ein Mädchen nicht erregt werden (oder sie fühlt sich nervös), so dass ihre Vagina nicht ausreichend geschmiert ist, um eine angenehme Erfahrung zu machen. Geschmierte Kondome können helfen. Und natürlich sollten Paare jedes Mal, wenn sie Sex haben, ein Kondom benutzen, um sich gegen ungeplante Schwangerschaft oder sexuell übertragbare Krankheiten (STDs) zu schützen. Manchmal wird es bei den ersten Versuchen unangenehm und dann wird es sich besser fühlen. Wenn Sie jedoch während des Geschlechtsverkehrs Schmerzen haben, sprechen Sie bitte mit Ihrem Arzt.

3 Q. Jeder sagt, dass Sex Spaß macht und dass es sich gut anfühlt. Ich bin eine Jungfrau und neugierig - ist das wirklich wahr?

A. Ja, Sex kann Spaß machen und sich gut anfühlen, aber es stimmt nicht, dass sich Sex in jeder Situation einfach "gut anfühlt". Es ist unmöglich, den Akt des Geschlechts von der Person zu trennen, mit der du es tust - oder von der Person, die du bist. Denn wenn Sie nicht wirklich bereit sind, Sex zu haben, oder wenn Sie es in der falschen Beziehung oder mit der falschen Person machen, werden Sie sich viel zu viele Gedanken darüber machen, es zu genießen. Aber wenn du dich total wohl und umsorgt fühlst und Sex etwas ist, für das du dich wirklich bereit fühlst, dann ja! Es kann eine erstaunliche Erfahrung sein.

4 Q. Woher weißt du, wann du wirklich bereit bist, Sex zu haben?

A. Sex ist sehr intim. Es ist nicht nur physisch, es kann auch emotional sein. Es ist normal für Teenager, starke sexuelle Gefühle zu haben, aber es bedeutet nicht immer, dass man auf sie reagieren muss. Sie können sich körperlich bereit für Sex fühlen, aber aus verschiedenen Gründen nicht in der richtigen Beziehung sein. Da Sex so emotional stark sein kann, ist es leicht, verletzt zu werden. Sex ist nur ein Teil einer Beziehung. Andere wichtige Dinge - wie Vertrauen, gegenseitiger Respekt und Fürsorge - müssen ebenfalls vorhanden sein. Schließlich kann Sex bei all seiner Magie einen Nachteil haben, wie eine ungeplante Schwangerschaft oder sexuell übertragbare Krankheiten (STD).

5 Q. Ist es besser, alle Ihre Schamhaare abzuschaben oder das meiste davon zu behalten und es zu trimmen?

A. Das Beste, was du mit deinen Schamhaaren machen kannst ist ... was immer du willst! Ernsthaft, sie gehören dir, also liegt die Entscheidung ganz bei dir. So wie du dich nicht genauso kleiden willst wie deine Freunde, musst du deine Schamhaare nicht genau so behalten, wie sie sie haben. Es gibt hier kein richtig oder falsch - es geht nur darum, wie Sie sich wohl fühlen. Und wenn Sie sich Sorgen darüber machen, was Ihr Partner denken wird, dann sollten Sie Folgendes wissen: Sich mit Ihrem Körper wohl zu fühlen, wird sich so viel besser anfühlen als das, was Ihre Schamhaare aussehen lassen. Also trimmen oder rasieren Sie sie oder lassen Sie sie wie sie sind (denn Körperbehaarung ist natürlich) - wie auch immer Sie es bevorzugen.

6 Q. Mein Freund und ich haben über Sex gesprochen, aber ich bin wirklich nervös. Ich fürchte, etwas wird schief gehen.

A. Sex sollte beim ersten Mal nicht zu sehr weh tun, aber es kann sicherlich sehr weh tun, wenn du nicht wirklich bereit dafür bist. Nervös zu sein, kann dazu führen, dass du deine Muskeln zusammenballen lässt, und wenn du und deine Partnerin erst gar nicht zum Geschlechtsverkehr gekommen sind, indem du dich gegenseitig anfacht und berührst, wird dein Körper nicht erregt - und das kann die Dinge ziemlich unangenehm machen . Aber hier ist die Sache: Wenn du wirklich Angst davor hast, es zu tun, wie du sagst, dass du es bist, dann hört sich das nicht so an, als wärst du wirklich bereit. Sex zu haben ist eine große Verantwortung, denn ja, es gibt immer eine Chance, dass etwas schief geht. Selbst wenn Sie Schutz verwenden, könnte das Kondom brechen, und keine Geburtenkontrolle ist 100% idiotensicher. Es kann auch das Risiko von STDs geben. Sie haben jedes Recht, sich darüber zu erschrecken und es nicht riskieren zu wollen! Aber wenn Sie wirklich bereit dafür sind, werden Sie sich aufgeregt und sicher fühlen ... so wie Sie sich vor einer Achterbahn fühlen - gute Angst, keine schlechte Angst.

7 Q. Mein Freund und ich gehen jetzt seit fast neun Monaten aus und sind erst zur dritten Basis gekommen. Ist das normal? Soll ich ihn mehr tun lassen?

A. Die Entscheidung, irgendeinen sexuellen Schritt zu machen, sollte eine gegenseitige Entscheidung sein - nicht etwas, was du tust, nur weil dein Freund es möchte - also ist nichts falsch daran, die Dinge so langsam wie nötig zu nehmen. (Dies kann bedeuten, jemanden für Monate oder

sogar Jahre zu treffen, ohne jemals Sex gehabt zu haben!)
Wenn du Spaß daran hast, andere Dinge zu tun als Sex,
dann mach das weiter. Es ist völlig normal. Viele
Menschen arbeiten gerne bis zum Sex, indem sie zuerst die
anderen Basen erleben. Und wenn du zu irgendeinem
Zeitpunkt Sex haben willst, sei einfach sicher, dass du es
machst, weil du es wirklich willst, nicht weil du das
Gefühl hast, dass du es tun solltest. Es gibt keine magische
Zeit, um in einer Beziehung zu sein, in der du plötzlich
Sex mit einem Partner haben musst. Nimm dir Zeit und
warte, bis du dich wirklich wohl fühlst.

**8 Q. Mein Freund drängt mich, Sex zu haben. Woher
weiß ich, ob er mich gerade benutzt?**

A. Manchmal in Beziehungen ist eine Person bereit, Sex
zu haben, aber die andere ist nicht bereit. Das kann stressig
sein - Sie wollen nicht Kompromisse eingehen, wofür Sie

nicht bereit sind oder was Sie glauben. Sie müssen tun, was für Sie richtig ist. Jeder, der versucht, dich zum Sex zu zwingen, denkt nicht wirklich darüber nach, was dir am wichtigsten ist. Menschen, die andere zum Sex drängen, versuchen nur ihre eigenen Gefühle zu befriedigen und drängen auf Sex. Wenn Sie Druck haben, Sex zu haben, weil Sie Angst haben, Ihren Freund zu verlieren, kann dies ein Zeichen dafür sein, dass Sie nicht in der richtigen Beziehung sind. Sex ist nicht etwas, was du fühlen solltest. Beziehungen sollen für beide Menschen Spaß machen. Sie sollten sich geschätzt, respektiert und unterstützt fühlen, nicht unter Druck gesetzt oder unbequem sein. Wenn dein Freund sich wirklich um dich sorgt, wird er dich nicht dazu drängen, etwas zu tun, an das du nicht glaubst oder nicht bereit bist. Also sprich mit deinem Freund darüber, wie du dich fühlst. Wenn er der Richtige für dich ist, wird er es verstehen.

9 Q. Ich höre immer meine Freunde über Sex mit ihren Freunden reden, aber ich möchte Sex mit meiner Freundin haben. Wenn ich Sex mit einem Mädchen habe, was ist eigentlich Sex?

A. Sex ist über Vertrauen, Respekt und Intimität, also gibt es eine Reihe von verschiedenen Möglichkeiten, die Sie Sex haben können. Oralsex oder Sex mit einem Spielzeug ist etwas, das zwei Partner teilen können, sowie Techniken des äußeren Kurses wie Fingersatz und gegenseitige Masturbation. Sex mit einem gleichgeschlechtlichen Partner zählt definitiv als Sex.

10 Q. Wenn ich Sex mit einem Mädchen habe, verliere ich technisch meine Jungfräulichkeit?

A. Jungfräulichkeit ist ein schwieriges Thema, weil es anders gehandhabt wird, wenn es um Jungs und Mädchen geht. Jungs werden ermutigt, ihre Jungfräulichkeit mit dem zu überkommen, dass sie nicht gut sein werden, wenn sie anfangen, Sex zu haben, und das ist in Ordnung, weil es ein Prozess etc. ist. Inzwischen wird Mädchen gesagt, dass Jungfräulichkeit ein Geschenk ist, an dem du dich festhalten musst Es ist eine Art von Ware und du "verlierst" etwas, wenn du das erste Mal Sex hast. Jungfräulichkeit gehört dir und dir allein, und du entscheidest, was damit zu tun ist. Manche Leute schlafen vielleicht nie mit Jungs (sie schlafen vielleicht mit Mädchen oder Transgender), und sie sind offensichtlich zu diesem Zeitpunkt offensichtlich noch keine Jungfrauen. Sex ist eine intensive Intimität mit einem anderen Menschen, so dass Sie Ihre Jungfräulichkeit auf verschiedene Arten verlieren können

11.Q Was ist genau ein Orgasmus, und woher weiß ich, ob ich einen Orgasmus hatte?

A. Ein Orgasmus ist ein intensives, angenehmes körperliches Gefühl, das beim Sex oder der Masturbation auftreten kann. Wie viele Gefühle sind Orgasmen schwer zu beschreiben. Orgasmen variieren von Person zu Person und können für die gleiche Person zu unterschiedlichen Zeiten unterschiedlich sein. Einige sind subtiler, während andere sehr mächtig sind. Das Herz eines Menschen schlägt schneller, die Atmung wird schneller und die Muskeln im Becken kontrahieren und entspannen sich dann plötzlich mit einer Gefühlswelle, die angenehm und für viele Menschen emotional sein kann.

12 Q. Ich bin bereit, Sex zu haben, aber ich weiß nicht, ob mein S.O. ist. Wie bringe ich es hoch? Was soll ich sagen?

A. Es ist großartig, dass Sie im Voraus darüber nachdenken. Wenn es um Sex geht, gibt es viele Dinge, über die man nachdenken sollte, zum Beispiel, wie Sex Ihre Beziehung beeinflussen könnte, was passiert, wenn Sie schwanger werden und wie Sie sexuell übertragbare Krankheiten (STDs) verhindern können. Manchmal vermeiden Menschen es, über diese wichtigen Themen zu sprechen, weil sie peinlich sind, sie nicht wissen, wie, oder sie denken, dass es die Stimmung weniger romantisch machen wird. Aber Sie müssen über diese Dinge im Voraus sprechen. Wenn Sie Sex haben, müssen Sie sich gegen Schwangerschaft und Geschlechtskrankheiten schützen. Zumindest, wenn Sie Sex mit einem Jungen haben, bedeutet das, ein Kondom zu benutzen. Dein Freund muss verstehen, dass dir das wichtig ist. Welche Wörter du benutzt, um es zu sagen, hängt von dir ab. Aber vielleicht möchtest du üben, die Wörter zu dir selbst oder mit einem Freund zu sagen, damit du dich besser fühlen

wirst, wenn die Zeit gekommen ist.

**13 Q. Was ist der Deal mit Masturbieren? Ich fühle
mich so schuldig, es zu tun oder mit meinen Freunden
darüber zu reden. Ist es dreckig oder schlecht für dich?**

A. Viele Menschen haben alle möglichen Mythen und

Fehlinformationen über Masturbation gehört. Manche

befürchten, dass Masturbation gesundheitliche oder

emotionale Probleme verursachen könnte - aber das stimmt

nicht. Es ist normal für Teenager zu masturbieren. Wenn

jemand so oft masturbiert, dass er in sein tägliches Leben

eingreift, könnte das ein Problem sein. Masturbation wird

oft als ein privates Thema angesehen und manche Leute

fühlen sich vielleicht peinlich darüber nachzudenken oder

danach zu fragen. Und wenn es dir zu peinlich ist, über

etwas zu sprechen, kannst du Dinge hören und glauben, die

nicht genau sind. Wenn Sie Bedenken oder Fragen zur Masturbation haben, sprechen Sie mit Ihrem Arzt, Ihrer Schwester oder einem anderen Gesundheitsberater - diese Fragen haben Sie schon einmal gehört.

14 Q. Wenn mein S.O. und ich habe nur Oralsex, ich kann nicht schwanger werden, oder?

A. Sie können nicht allein durch oralen oder analen Sex schwanger werden. Um schwanger zu werden, muss das Sperma in eine Vagina gelangen - und schließlich durch den Gebärmutterhals in die Gebärmutter -, was beim oralen oder analen Sex nicht physisch passieren kann. Wenn jedoch ein Paar Analsex hat und einige der Spermien in der Nähe der Öffnung zur Vagina enden, besteht die Chance, dass sie schwanger wird. Obwohl Sie vom oralen und analen Sex nicht schwanger werden können, können Sie immer noch Geschlechtskrankheiten

wie Herpes und HIV (das Virus, das AIDS verursacht)
bekommen. Also, wenn Sie oralen oder analen Sex haben,
benutzen Sie immer ein Kondom

**15 Q. Ich möchte mit der Geburtenkontrolle beginnen,
aber ich möchte meinen Eltern nicht sagen, dass ich
Sex habe. Wo / wie kann ich es bekommen, ohne dass
sie es herausfinden?**

A. Es kann schwierig sein, mit Eltern über Sex zu reden.
Aber überraschenderweise sind viele Eltern bereit, Sex und
Geburtenkontrolle zu diskutieren. Wenn Sie jedoch nicht
mit Ihren Eltern sprechen können, können Sie viel tun.
Wenn Sie daran interessiert sind, Ihre Möglichkeiten zur
Geburtenkontrolle herauszufinden und sexuelle
Gesundheitspflege zu bekommen, sollten Sie zuerst einen
Termin mit Ihrem Arzt (Kinderarzt, Gynäkologe,
Jugendärztin oder einem anderen Gesundheitsdienstleister)

vereinbaren. Oder vereinbaren Sie einen Termin bei Ihrer örtlichen Planned Parenthood, einer freien Klinik oder in Ihrem Studentengesundheitszentrum, wenn Sie am College sind. Schau dir auch diese Liste an, wo du kostenlose Kondome bekommen kannst. Haben Sie keine Angst, Geburtenkontrolle mit Ihrem Arzt zu besprechen. Dank der Vertraulichkeit zwischen Arzt und Patient kann Ihr Arzt die Pille nicht ohne Ihre Erlaubnis an Ihre Eltern weitergeben. Die Pille ist durch die meisten Krankenversicherungen abgedeckt, aber das ist möglicherweise keine einfache Option, wenn Sie auf dem Plan Ihrer Eltern sind. Die Pille kann irgendwo zwischen $ 20 und $ 50 pro Monat kosten, je nach Art, und das kann etwas sein, das Sie sich leisten können, ohne eine Versicherung durchmachen zu müssen. Denken Sie daran, dass wenn Sie auf die Pille gehen, es keine Freikarte für ungeschützten Sex ist. Sie sollten immer noch

sicherstellen, dass Ihr Partner immer ein Kondom trägt.

16 Q. Ist mein Sexualleben normal?

A. Die meisten Menschen (besonders Frauen) glauben,

was sie im Schlafzimmer wollen, ist irgendwie komisch -

wahrscheinlich weil viele von uns als Kinder gelernt

haben, dass Sex dreckig ist und dass unsere körperlichen

Bedürfnisse nicht diskutiert werden sollten. Aber als

Erwachsene sehnen wir uns nach der Gewissheit, dass es

uns gut geht.

Die Antwort lautet: "Ja, natürlich, du bist normal!"

Solange du in Sicherheit bist und niemanden verletzst, gibt

es keinen Grund, dich wegen deiner Wünsche oder deiner

Genitalien zu sorgen, dich zu schämen oder zu beschämen.

Besser noch, Ihre Hemmungen ein wenig zu lockern, ist

der erste Schritt, um das Sexleben Ihrer Träume zu
bekommen.

17 Q. Wie oft bekommen die meisten Leute es?

A. Jeder denkt, dass jemand anders viel mehr Sex hat als
du. Entspannen Sie Sich. Untersuchungen haben gezeigt,
dass die meisten lang verheirateten amerikanischen Paare
ein- oder zweimal pro Woche Sex haben, vorausgesetzt,
dass Krankheit, Schwangerschaft, Reisen, finanzieller
Stress oder andere wichtige Probleme nicht im Weg
stehen. Für neue Paare passiert es viel häufiger, aber die
Häufigkeit wird mit der Zeit allmählich abnehmen.

**Q. 18. Wie kann ich meinem Partner sagen, was ich im
Bett brauche?**

A. Er ist kein Gedankenleser, also musst du sprechen und
klar darüber sein, was du willst. Framing Ihre Anfrage als

ein Kompliment funktioniert wirklich. Willst du, dass er dich mehr erfreut? Sag ihm, wie sehr du dich während deines letzten Liebesspiels angemacht hast, weil er sich wirklich Zeit gelassen hat. Bevor du weißt, wird er mehr Vorspiel bieten als du!

Sanfte Anweisungen können auch einen Unterschied machen. Hab keine Angst Dinge zu sagen wie: "Können wir eine Minute langsamer werden", "kannst du das Ding wieder mit deiner Zunge machen", oder "das fühlt sich gut an, du weißt, was es noch besser fühlen lässt (dann ändere die Position))."

Manchmal musst du überhaupt nicht sprechen - führe ihn einfach, indem du sanft deine Hüften anhebst oder deinen Körper auf eine Weise bewegst, die für dich funktioniert. Stöhnen oder gurren lässt ihn auch wissen, dass er etwas macht, was du genießt. Denken Sie daran, dass das Ziel Ihres Partners darin besteht, Sie glücklich zu machen, so dass jede Richtung (unsere Körper sind oft ein Mysterium für sie) oder Wegweiser auf dem Weg immer geschätzt werden.

19 Q. Ich werde nicht angemacht! Warum?

A. Mangel an Libido ist ein häufiges Problem, wenn Frauen älter werden und die hormonellen Veränderungen der Menopause erfahren, aber es kann in jedem Alter passieren. Schwankende Hormonspiegel können dazu beitragen (die Perimenopause kann bereits im Alter von 35 Jahren beginnen), aber auch Stress zu Hause oder bei der Arbeit. Medikamente (einige Antidepressiva und Antibabypillen wurden mit verminderter Sexualtrieb in Verbindung gebracht), schlechte körperliche Fitness und Schlafmangel können auch Faktoren sein.

Wenn Sie das Interesse an Sex verloren haben, überprüfen Sie zuerst, ob es nicht physisch ist. Erhalten Sie genug

Schlaf, trainieren Sie oder essen Sie gesund? Sobald Sie diese ausschließen, besuchen Sie Ihren Arzt. Sie werden in der Lage sein, wechselnde Hormonspiegel zu erkennen oder festzustellen, ob es sich um eine Nebenwirkung eines neuen Medikaments handelt.

Sie können auch versuchen, Ihre Stressauslöser zu verwalten. Wenn deine tägliche To-Do-Liste überwältigend ist, sei kein Held; Hilfe bekommen. Kaufen, backen Sie nicht, Kekse für den Schulverkauf. Sagen Sie Ihrem Chef, dass Sie mehr Unterstützung für ein Projekt benötigen. Wenn Geldprobleme Sie nervös haben, planen Sie einen Familienbudget-Vortrag oder eine Sitzung mit einem Finanzberater. Zögern Sie auch nicht, sich einem Therapeuten oder Ihrer Klerikerin anzuvertrauen, wenn es zu viel wird, um alleine damit umzugehen. Und schließlich, nehmen Sie sich Zeit für ein heißes Bad, Spa-

Tag, hängen mit Freunden, oder verabreden Sie sich mit Ihrem Mann.

Kleine Wege, um Ihre Ehe zu stärken

Q 20. Einer von uns betrogen. Wie kommen wir daran vorbei?

A. Es ist möglich, deine Beziehung nach einer Affäre zu reparieren. Zuerst muss der Partner, der betrogen hat, jegliche Kommunikation mit dem Ex-Liebhaber unterbrechen und klarstellen, dass er oder sie sich der Ehe verpflichtet. Und der untreue Ehegatte sollte seiner Indiskretion gegenüber völlig ehrlich sein, aber davon Abstand nehmen, zu viele blutige Details zu teilen. Als nächstes: Therapie - Ein Paarberater kann Ihnen helfen, herauszufinden, was zur Untreue geführt hat und wie Sie die Beziehung wiederherstellen können.

Aber was noch wichtiger ist: Lassen Sie die verletzte Person 10 Minuten am Tag lüften, schimpfen oder weinen, während der untreue Ehepartner zuhört und den Schmerz akzeptiert, den er oder sie verursacht hat. Wenn Sie diese Lüftungssitzungen auf ein kürzeres Zeitlimit beschränken, können Sie den ständigen Kampf reduzieren und einem Paar erlauben, sich auf den Wiederaufbau zu konzentrieren. Ernsthaft, ich habe diese Technik über einen Zeitraum von sechs Monaten oder weniger gesehen. Je mehr der verletzte Ehepartner seine Verletzung ausdrückt, desto mehr fühlen sie sich bestätigt und gehört, und desto leichter scheint die emotionale Last, die sich fortbewegen lässt, möglich zu sein.

Q. 21. Was ist der beste Weg, meine Fantasien zu teilen?

A. Das kann einschüchternd sein, besonders wenn du es noch nie zuvor getan hast. Vereinfachen Sie den Prozess, indem Sie eine "Fantasy-Datei" erstellen und in Ihrem Schlafzimmer aufbewahren. Sie und Ihr Partner können Ihre tiefsten Wünsche auf separaten Zetteln niederschreiben und in einen Ordner, ein Notizbuch oder eine Box stecken. Und wenn es im Schlafzimmer langweilig wird, ziehe sie raus und tu sie aus.

Viele Paare, mit denen ich gearbeitet habe, haben diese Strategie erfolgreich angewendet, darunter eine Frau, die sich als Prinz Leia (Haarbrötchen und alles!) Für ihren Ehemann verkleidet hat. Ein Mann war sogar mutig genug, einen Zorro-Umhang anzuziehen, um die maskierte Bandit-Fantasie seiner Frau zu erfüllen! Einige mögen sich albern anhören, aber der Schlüssel ist, sich gegenseitig zuzustimmen, Spaß zu haben und sich zu verpflichten, neue Dinge zu erforschen. Sie werden überrascht sein, wie sehr Ihr Sexleben davon profitieren kann.

Q 23. Wir stecken fest. Wie können wir die Dinge aufpeppen?

A. Langfristige Paare finden oft, dass die Dinge nach einer Weile ein bisschen langweilig werden können. Um die Dinge spannend und frisch zu halten, machen Sie kleine Veränderungen in Ihrer Routine, einschließlich der Einleitung von Sex zu einer Zeit, die für Sie ungewöhnlich ist, wenn er zum Beispiel von der Arbeit in die Tür kommt (vielleicht kann Oma oder ein Freund die Kinder mitnehmen). Sie können auch versuchen, eine neue Bewegung im Schlafzimmer einzuführen oder geben Sie Ihrem Partner einen langen, leidenschaftlichen Kuss, wenn er es am wenigsten erwartet. Eine weitere überraschende

Erfahrung: Sagen Sie Ihrem Partner, wie sehr Sie ihn und Ihr Leben zusammen fünf Mal am Tag schätzen.

Bring Flirten zurück in die Gleichung, indem du provozierende E-Mails oder Texte den ganzen Tag schickst, um einander in Gang zu bringen. Tue so, als wärst du ein Liebespaar mit einem geheimen Rendezvous und buche eine Nacht in einem örtlichen Hotel. Wenn das über Ihr Budget hinausgeht, verwandeln Sie Ihr Schlafzimmer in eine süße Suite mit Kissenminzbonbons und einem stimmungsvollen Film. Versuchen Sie Sex irgendwo neu und gewagt, wie ein Restaurant-Badezimmer oder die Küchentheke. Es ist in Ordnung, wenn Sie sich zunächst etwas unsicher fühlen. Sie werden feststellen, dass je mehr Sie der Situation Verspieltheit hinzufügen, desto natürlicher wird es sich anfühlen - und desto besser wird Ihr Sexualleben sein.

Trotz meiner Empfehlung war eine Frau, die ich beraten hatte, sehr zögerlich, "Date day night" abzugeben, indem sie ihrem Mann erlaubte, das Restaurant, ihr Essen und sogar ihr Outfit auszuwählen. Die Frau war sehr kontrollierend und sie hatte sich nicht genug entspannen können, um einen Orgasmus zu erleben. Ich dachte, sie zu zwingen, die Zügel aufzugeben, würde ihr helfen, sie aufzulockern. Und es hat funktioniert. Sie widersetzte sich zuerst, aber sie berichtete, dass sie tatsächlich überrascht war, was für eine großartige Arbeit ihr Ehemann tat, als sie ihm die Chance gab, aufzustehen. Sie fühlte sich sexy und im Moment und hatte zum ersten Mal seit vielen Monaten Sex mit ihrem Mann.

Wässriger Abfluss

24 Q. Ich habe einen wässrigen Ausfluss, der wirklich unangenehm und fischig riecht. Ich habe Angst, zu meinem Arzt zu gehen, weil er meine Mutter kennt. Was könnte es sein? Könnte es von selbst verschwinden?

A. "Ich denke nicht, dass dies etwas besonders Ernstes sein wird, aber es ist sehr wichtig, dass Sie dies überprüft. Die wahrscheinlichste Ursache für diese Art von Problem ist eine sehr häufige Infektion namens bakterielle Vaginose (BV).

"Es ist nicht sexuell übertragbar, und es ist einfach zu diagnostizieren und zu heilen. Gehen Sie zu Ihrer lokalen sexuellen Gesundheit oder GUM-Klinik, die Ihnen bei Ihrem ersten Besuch genau sagen kann, was vor sich geht und Sie behandeln. Sie können sich zu diesen Kliniken beziehen Sie sind kostenlos und absolut vertraulich.

"Obwohl Ihr Hausarzt Ihre Mutter kennt, ist er oder sie verpflichtet, Ihr Recht auf Vertraulichkeit zu respektieren, wenn Sie jemals zu Rat oder Behandlung zu ihnen gehen."

Flecken auf meinem Penis

26 Q. Ich habe kleine Flecken auf den Hoden und einige auf dem Penis. Sollte ich besorgt sein?

A. "Ich würde mir keine Sorgen machen, wenn ich du wäre. Es gibt viele normale Haarfollikel und Drüsen auf den Hoden und dem Penis, die alle Männer haben, und verursachen keine Probleme. Aber ich kann nicht ganz sicher sein, weil es eine Reihe von Hautproblemen gibt, die als kleine Flecken beginnen und behandelt werden müssen.

"Ich denke besonders an Genitalwarzen, die als pinkfarbene Klumpen an den Genitalien beginnen und in Größe und Anzahl zunehmen. Um besonders sicher zu sein, würde ich vorschlagen, dass Sie einen Termin bei Ihrer örtlichen Sexualgesundheits- oder GUM-Klinik machen Die Angestellten können dir das sagen und dann, wenn du dir Sorgen machen musst. "

Kann HIV Kondome durchstehen?

27 Q. Ich hatte kürzlich zum ersten Mal Sex mit meinem Freund. Wir haben ein Kondom benutzt, aber ich bin mir nicht sicher, ob es genug Schutz gegen HIV war. Einer meiner Freunde sagt, dass HIV durch die winzigen Löcher im Gummi gelangen kann. Hat sie Recht?

A. "Wie es bei Freunden häufig vorkommt, liegt sie falsch. Bei richtiger Anwendung sind Kondome ein sehr guter Schutz vor HIV und vielen anderen sexuell übertragbaren Infektionen. Sie sind auch nützlich, um ungewollte Schwangerschaften zu verhindern, obwohl viele Frauen zuverlässiger sind Empfängnisverhütung sowie Kondome, um sicherzustellen, dass sie sowohl gegen Geschlechtskrankheiten als auch gegen ungewollte Schwangerschaften geschützt sind. Kondome haben keine winzigen Löcher in ihnen. "

Ich brauche Notfallverhütung

28 Q. Wo bekomme ich die Pille danach? Ich hatte gestern Abend Sex mit meinem Freund und wir haben kein Kondom benutzt. Kann ich heute die Pille bekommen, weil ich sie nicht zu spät verlassen will?

A. "Ja, Sie sollten in der Lage sein, es heute ohne Probleme zu bekommen. Sie können die Notfallhormonpille frei von Arztpraxen, kommunalen Verhütungskliniken, einigen Kliniken für sexuelle Gesundheit, NHS Walk-in-Zentren, einigen Unfällen und Notfällen (A & E) Abteilungen und einige Apotheken Sie können die Notfallpille von Apotheken kaufen, wenn Sie über 16 sind.

"Es gibt zwei Arten von Notfall-Verhütungs-Pille (bekannt als die Pille danach). Levonelle funktioniert bis zu 72 Stunden nach ungeschütztem Geschlechtsverkehr, und ellaOne arbeitet bis zu 120 Stunden. Aber je früher Sie es verwenden, die Es kann effektiver sein, Sie können auch Ihren Arzt aufsuchen und sich ein IUP oder eine Spirale anfertigen lassen, um Sie vor einer Schwangerschaft zu schützen. Dies kann bis zu fünf Tage nach ungeschütztem Geschlechtsverkehr erfolgen. "

Schmerzen nach dem Analsex

29 Q. Vor kurzem hatte ich zum ersten Mal Analsex mit meinem Freund. Seitdem habe ich am Ende meines Penis schreckliche Schmerzen beim Wasserlassen. Wir haben kein Kondom benutzt. Denkst du, ich habe mich verletzt oder eine Infektion bekommen?

A. "Es ist unwahrscheinlich, dass du dich selbst verletzt hast, aber es ist wahrscheinlicher, dass du eine Infektion hast. Ich würde dir dringend empfehlen, zu einer sexuellen Gesundheitsuntersuchung in deine örtliche Klinik für sexuelle Gesundheit (GUM) zu gehen Infektion, es ist fast sicher leicht zu heilen.

"Wenn du ungeschützten Sex mit deinem Freund hast, riskierst du definitiv Infektionen, die schwer zu behandeln sind, wie HIV und Hepatitis B. Wenn du in die Klinik gehst, achte darauf, dass du einen Hepatitis B-Impfstoff bekommst. Nimm deinen Freund mit. "

"Der Gesundheitsberater in der Klinik kann mit Ihnen über Safer Sex sprechen und wie Sie HIV und andere Infektionen vermeiden können."

Eine Klinikadresse finden Sie im Telefonbuch unter "Sexuelle Gesundheit".

Juckender Penis

30 Q. Mein Penis juckt jedes Mal, wenn ich auf die Toilette gehe, um zu pinkeln. So war es schon lange, hat sich aber in letzter Zeit verschlechtert. Ich habe gehört, dass Joghurt diese Art von Sache behandeln kann. Ich habe heute Morgen einen großen Topf gegessen, aber es juckt immer noch.

A. "Hast du einen Ausschlag am Kopf deines Penis, oder ist er wund, wenn du pinkelst? Wenn du einen Ausschlag hast, könntest du eine Soor haben. Dies ist eine häufige Infektion, die durch einen Pilz verursacht wird und nicht ist sexuell übertragen. Clotrimazol Creme aus Ihrer Apotheke sollte das Problem aussortieren. Wenn das nicht funktioniert, gehen Sie zu Ihrer örtlichen sexuellen Gesundheit Klinik für eine Untersuchung.

"Wenn Sie Schmerzen haben, wenn Sie pinkeln, können Sie eine STI in der Röhre Ihres Penis haben. Lassen Sie dies ausgecheckt und in Ihrer örtlichen Klinik für sexuelle Gesundheit (GUM) behandelt werden, oder wenden Sie sich an Ihren Hausarzt.

"Es gibt keine Beweise, dass Joghurt eine Infektion klären kann. Einige Frauen finden, dass es mit den Symptomen von Soor hilft, aber nur, wenn es auf das betroffene Gebiet angewendet wird, nicht, wenn Sie es essen."

Informieren Sie sich über Soor bei Frauen und Soor bei Männern

Vaginale Entladung

31 Q. Seit letzter Woche habe ich bemerkt, dass eine leichte Substanz aus meiner Vagina kommt. Es riecht nicht schlecht, aber normalerweise passiert es nicht. Kannst du eine Creme vorschlagen, um sie los zu werden?

A. "Es ist normal für Frauen, dass etwas Flüssigkeit aus der Scheide kommt (vaginaler Ausfluss), und es ist ziemlich wahrscheinlich, dass diese" Substanz "Ihre normale Vaginalflüssigkeit ist. Wenn es jedoch ein neues Problem ist, können Sie eine vaginale Infektion haben.

"Die häufigsten Infektionen, die dieses Problem
verursachen, werden nicht sexuell übertragen, aber ich
würde vorschlagen, dass Sie zu einer örtlichen
Sexualambulanz gehen. Die Klinik ist kostenlos,
vertraulich und Sie können sich selbst beziehen. Sie sollten
in der Lage sein um herauszufinden, und wenn Sie eine
Infektion haben. Oder Sie könnten Ihren Hausarzt sehen. "

Könnte ich eine STI von vor Jahren haben?

**32 Q. Ich hatte ungeschützten Sex, als ich Anfang
zwanzig war. Könnte ich eine Infektion tragen und
nicht wissen?**

A. "Es ist möglich, dass Infektionen wie HIV Jahre dauern,
bevor irgendwelche Symptome auftreten. Ungefähr einer
von sechs Menschen mit HIV in den USA wurde nicht

diagnostiziert. Chlamydien haben oft keine Symptome, aber sie können Ihre Fruchtbarkeit beeinträchtigen, wenn sie nicht behandelt werden. Wenn Sie irgendwelche Zweifel haben, vereinbaren Sie einen Check-up mit Ihrer örtlichen GUM-Klinik. "

Könnte ich von einer früheren Infektion unfruchtbar sein?

33 Q. Ich hatte eine Infektion, als ich jünger war und behandelt wurde. Jetzt denke ich darüber nach, eine Familie zu gründen. Welche Infektionen könnten mich daran hindern, ein Baby zu bekommen?

A. "Chlamydien und Gonorrhoe können beide zu Unfruchtbarkeit führen, wenn sie nicht behandelt werden, obwohl die meisten Menschen, die diese Infektionen hatten, keine dauerhaften Probleme haben.

"Chlamydien sind einfach zu behandeln, sobald sie entdeckt werden, aber viele Menschen mit Chlamydien haben keine Symptome und sind sich ihrer Infektion nicht bewusst. Wenn Sie denken, dass Sie gefährdet sind, gehen Sie zum Check-up und testen. Testen auf Chlamydien ist jetzt schnell, schmerzlos und einfach zu machen, mit den meisten Menschen nur einen Urin-Test oder selbst genommenen Tupfer. "

Informieren Sie sich über Chlamydien-Symptome.

Muss ich meinem Partner von meiner STI-Geschichte erzählen?

34 Q. Ich hatte vor einigen Jahren eine Infektionsbehandlung und ist nicht zurückgekommen. Muss ich meiner neuen Freundin davon erzählen?

A. "Es hängt davon ab, welche STI Sie hatten. Einige können vollständig mit Antibiotika geheilt werden, aber andere können wiederkehren oder keine Symptome verursachen.

"Es ist im Allgemeinen gut, mit einem neuen Partner über deine sexuelle Geschichte offen zu sein und immer Safer Sex mit einem Kondom zu praktizieren. Wenn du dir nicht sicher bist, frag deine örtliche Allgemeinärztin oder GUM-Klinik."

Finden Sie Ihre nächstgelegene Klinik, oder Sie finden eine Klinikadresse im Telefonbuch unter "Sexual Heilt".

Kannst du eine STI tragen, aber nicht wirklich bekommen?

35 Q. Ich habe gehört, dass Menschen Krankheiten tragen können, ohne sich selbst zu infizieren. Gibt es Infektionen, die nur von Männern oder nur von Frauen erfasst werden?

A. "Nein, es ist nicht möglich, eine Krankheit zu tragen, ohne sich selbst zu infizieren. Allerdings ist es üblich, eine STI ohne Symptome zu haben, aber sie weiter an jemanden weiterzugeben, wenn Sie Sex mit ihnen haben. Es gibt keine STIs, die nur sind von Männern gefangen oder nur von Frauen erwischt werden. Wenn Sie denken, dass Sie ein Risiko für eine STI haben können, ist der einzige Weg, um herauszufinden, durch eine STI-Kontrolle.

Wenn mein Partner eine STI hat, brauche ich auch eine Behandlung?

36 Q. Meine Freundin hat Chlamydien und sagt, ich muss behandelt werden. Aber ich habe keine Symptome, also was ist der Sinn?

A. "Deine Freundin hat recht. Es ist sehr wichtig, dass du eine Behandlung machst, auch wenn du keine Symptome hast, denn die meisten Menschen mit Chlamydien haben keine Symptome.

"Wenn du keine Behandlung bekommst, wirst du diese Infektion an deine Freundin weitergeben. Chlamydien können ein sehr ernstes Problem sein, besonders für Frauen, die unfruchtbar werden können, wenn sie nicht behandelt werden."

Soll ich für STIs ausgecheckt werden?

37 Q. Denkst du, ich sollte mich in einer Klinik regelmäßig untersuchen lassen? Mein letzter Besuch war vor zwei Jahren, aber ich hatte seitdem sechs oder sieben Partner.

A. "Ja, ein Check-up wäre eine gute Idee. Viele STIs verursachen keine Symptome, und eine Untersuchung ist sehr einfach. Wenn Sie seit Ihrem letzten Klinikbesuch umgezogen sind, können Sie Ihre nächste Klinik finden hier."

Wie lange dauert eine Behandlung?

38 Q. Wie lange dauert die Behandlung einer STI normalerweise?

A. "Es gibt keinen Durchschnittswert, da alle STIs unterschiedlich sind. Viele STIs werden mit einmaligen Dosen behandelt. Einige Behandlungszyklen dauern jedoch eine Woche oder können länger dauern."
Was passiert, wenn sie auf Infektionen testen?

39 Q. Ich habe einen Hautausschlag und habe Angst, aber ich habe auch Angst davor, was passiert, wenn ich in eine Klinik gehe. Wird es wehtun?

A. "Nein, es wird nicht wehtun Normalerweise wird ein Arzt oder eine Krankenschwester nach Ihrer sexuellen Vorgeschichte fragen und Ihnen mitteilen, welche Tests Sie benötigen. Heutzutage benötigen viele Menschen, die eine STI-Kontrolle haben, keine interne Untersuchung mehr Tupfer, obwohl Frauen möglicherweise gebeten werden, einen vaginalen Tupfer zu nehmen.

"Normalerweise müssen Sie nur einen Bluttest auf HIV und Syphilis machen, und einen Urin-Test oder selbst genommenen Abstrich für Chlamydien und Gonorrhoe. Einige Frauen müssen eine innere vaginale Untersuchung mit Abstrichen haben. Einige Männer müssen möglicherweise haben ein kleiner Tupfer von der Spitze des Penis.

"Das Personal wird Ihnen das Verfahren erklären. Sie haben die Kontrolle, also sagen Sie ihnen, wenn Sie mit einem Test, den sie vorschlagen, nicht zufrieden sind." Informieren Sie sich über den Besuch einer STI-Klinik.

Kann ich eine Ärztin sehen?

40 Q. Ich möchte meine Geschäfte nicht mit einem Mann besprechen, weil es peinlich ist. Darf ich um eine Ärztin bitten?

A. "Ja, absolut. Niemand kann Sie dazu bringen, einen männlichen oder weiblichen Arzt oder eine Krankenschwester zu sehen, wenn Sie sich nicht wohl fühlen. Gelegentlich müssen Sie vielleicht etwas länger warten, bis Ihnen jemand zur Verfügung steht."

Kann ich HIV ohne Sex bekommen?

41 Q. Ich habe gehört, dass HIV ein Risiko ist, wenn wir ins Ausland gehen. Gibt es ein Risiko, HIV zu bekommen, wenn Sie nicht mit jemandem im Urlaub schlafen, sondern stattdessen andere sexuelle Dinge tun?

A. "Wenn du nicht ungeschützt (ohne Kondom) vaginalen oder analen Sex hast, ist es sehr unwahrscheinlich, dass du ein HIV-Risiko hast. Es besteht kein Risiko, dass du HIV bekommst, wenn du dich küsst oder berührst.

"Wenn du einem Mann Oralsex gibst, gibt es ein kleines Risiko, HIV zu bekommen, besonders wenn er in deinen Mund kommt. Manche benutzen Kondome (du kannst Kondome bekommen) für Oralsex." Es gibt kein HIV-Risiko, wenn ein Mann gibt Sie Oralsex. "

Kann ich eine STI vom Baden abhalten?

42 Q. Ich teile ein Badezimmer mit Schülern und habe gehört, dass Sie die Badewanne vor dem Baden desinfizieren sollten, da Sie nie wissen, ob einige Personen, die dieselbe Wanne benutzen, STIs haben. Wie wahrscheinlich bin ich, eine STI von jemandem zu fangen, indem ich eine Wanne teile? Was ist mit Baden mit jemandem, der eine STI hat? Soll ich getestet werden?

A. "Ich denke, es ist eine gute Idee, das Bad mit etwas Wasser ausspülen, nachdem jemand es gerade benutzt hat - schließlich wollen Sie nicht in jemandes Dreckbad gebadet werden! Aber Sie müssen nicht desinfizieren Das Bad. Das ist kein Weg, dass STIs weitergegeben werden. Sexuelle Gesundheitsfragen, mit wem sprechen?

43 Q. Ich habe mehr Fragen zur sexuellen Gesundheit. Mit wem kann ich sprechen?

A. Sie finden eine Klinikadresse im Telefonbuch unter "Sexuelle Gesundheit".

Sex während der Periode

44 Q. Ist es in meiner Periode sicher Sex zu haben?

A. Es gibt keine besonderen Risiken, während der roten Woche Sex zu haben, außer dass die Wahrscheinlichkeit einer Schwangerschaft komplizierter ist. Wenn Sie einen Zyklus von 28 Tagen haben, ovulieren Sie 14 Tage vor dem Beginn Ihres nächsten Zyklus, so dass Sie relativ "sicher" von der Schwangerschaft sind. Aber wenn Sie einen 22-Tage-Zyklus haben und deshalb am achten Tag Eisprung haben, wäre Geschlechtsverkehr unmittelbar nach Ihrer Periode entschieden "risikoreicher". "Keine Zeit ist immer vollkommen sicher, aber viele Frauen, die ihr ovulatorisches Muster verstehen, können sagen, wann sie mehr oder weniger das Risiko haben, schwanger zu werden". Natürlich, wenn Sie Kondome oder eine andere Form der Geburtenkontrolle verwenden, sollten Sie in Ordnung sein, und da einige Frauen erhöhte Empfindung und Freude während dieser Zeit des Monats melden, möchten Sie vielleicht darüber nachdenken.

Sorgen wegen Juckreiz

45 Q. Wann sollte ich mich wegen Juckreiz sorgen?

A. Da Juckreiz aufgrund von sexuell übertragbaren Infektionen oder Pilzinfektionen oder zu engen Hosen auftreten kann oder wenn man zu lange in feuchter Sportkleidung bleibt, kann es schwer sein zu wissen, wann man sich Sorgen machen sollte. Wenn Sie sich nicht sicher sind, woher der Juckreiz nach dem Duschen kommt, empfehlen wir Ihnen, einen Termin mit Ihrem Hausarzt zu vereinbaren.